DU

DIAGNOSTIC DIFFÉRENTIEL

DE L'ANGINE SCROFULEUSE D'AVEC L'ANGINE SYPHILITIQUE

PAR LE Dr MADAILLE

Il n'entrera pas dans le cadre de mon modeste travail, bien que j'ai conservé la caractéristique d'*angine*, qui semble indiquer qu'il va être traité des lésions siégeant depuis l'isthme du gosier jusqu'à l'ouverture de la trachée, de faire l'étude des manifestations soit syphilitiques, soit scrofuleuses du larynx.

Je me bornerai à décrire les caractères différentiels de ces deux maladies dans le département du pharynx et de l'arrière-gorge, et m'attacherai surtout à mettre en relief les signes objectifs, spéciaux à chacune de ces affections : signes locaux étudiés soit au point de vue du siége, soit au point de vue de la douleur, des nuances de coloration, des troubles de la phonation, de la forme des ulcérations, etc. : en un mot, je m'efforcerai de décrire le diagnostic différentiel des deux affections localisées dans cette région.

Pour rendre la comparaison plus frappante, je pense qu'il convient d'abord de rappeler brièvement les symptômes classiques, ainsi que la physionomie particulière de l'angine scrofuleuse observés à chaque période, et de mettre concurremment en regard les manifestations de la syphilis avec lesquelles on pourrait les confondre ; de cette façon le diagnostic sera plus sensible et mieux appréciable. Deux observations personnelles, donnant les lésions de ces deux maladies arrivées à leur troisième période, compléteront ce travail.

Hamilton, dans un mémoire publié en 1844 et traduit en français l'année suivante dans les *Archives de Médecine*, le premier appela l'attention du monde médical sur l'angine scrofuleuse, mais c'est surtout au docteur Isambert qu'appartient le mérite d'avoir fixé les caractères positifs de cette affection (mémoire lu en 1872 par devant la Société médicale des hôpitaux de Paris). Des thèses de doctorat présentées en 1872 par M. Koch, en 1873 par M. Homolle, en 1875 par M. Lemaistre, en 1878 par M. Fauverteix, auxquelles j'ai fait de nombreux emprunts ainsi que la monographie de l'angine scrofuleuse par le Dr Cadier, dans son *Manuel de Laryngoscopie*, ont éclairé d'un jour nouveau cette entité morbide.

La première période de cette affection est marquée par une sécheresse particulière de la muqueuse de la région postérieure du pharynx ; cette paroi apparaît luisante, comme vernissée, recouverte çà et là par un mucus épais, visqueux, très adhérent, se présentant sous la forme, à certaines heures du jour, le matin par exemple, de croûtes grisâtres, quelquefois sanguinolentes et recoquevillées sur leurs bords.

Si l'on détache ces mucosités desséchées, la muqueuse se montre saine mais d'une couleur violacée : on y voit une hyperthrophie des glandes et des follicules pharyngiens plus prononcée que dans tout autre forme d'angine. Cette période débute toujours par la partie supérieure nasale de la face postérieure du pharynx et n'affecte jamais ni le voile du palais et sa luette ni les piliers. Celle-ci a de plus, un caractère différentiel d'une grande valeur : elle est complètement indolore ; disons, en terminant, que la phonation n'est jamais altérée.

Parmi les lésions syphilitiques qui pourraient permettre une erreur à cette période je n'ai qu'à citer l'érythème syphilitique dont nous allons énumérer les caractères distinctifs. Toutefois, je me crois autorisé à ce moment et ce, pour éviter des répétitions, de fournir avant cette description, quelques considérations générales relatives au diagnostic des deux affections considérées au point de vue de leur siége respectif.

Les manifestations spécifiques de la vérole, dans la majorité des cas, ont pour théâtre les amygdales, le voile du palais, la luette, les piliers mais n'attaquent que fort rarement le pharynx : il semble que la paroi postérieure de l'arrière-gorge soit le siége spécial et de prédilection de la scrofule. Un autre fait d'observation journalière est celui-ci : la syphilis procède par poussées successives et sa marche a lieu de haut en bas et d'avant en arrière, en respectant presque toujours la région postérieure, tandis que la strume progresse d'une manière lente et continue en allant de bas en haut et d'arrière en avant à son début et puis de haut en bas.

L'érythème syphilitique se distinguera de la première période de l'angine strumeuse par la rougeur qui est uniforme, d'une teinte carminée et affectant spécialement le voile du palais, la luette, les piliers. Ces parties sont le siége de sécheresse et de douleurs vives, élément capital dans le diagnostic de ces deux maladies, la scrofule de la gorge étant tout à fait indolore tandis que la syphilis amène de vives souffrances. Enfin, l'énanthème spécifique ne donne lieu à aucune sécrétion anomale, fait que l'on observe dans l'autre mal.

La seconde période de l'angine scrofuleuse est ulcéreuse superficielle : les glandules hypertrophiées s'ulcèrent à leur sommet et des sillons les circonscrivant se creusent à leur base dans la profondeur de la muqueuse restée saine.

L'aspect présenté par la région postérieure pharyngienne, qui est toujours seule atteinte, est celui d'un tissu lardacé, à couleur cendrée, parsemé de glandules hypertrophiés, indemnes encore d'ulcération. Ceux-ci, d'un coloris vineux, violacé, contrastent avec la monotonie du fond. Les ulcérations interglandulaires décrivent de très irréguliers contours; elles ne retentissent jamais sur les ganglions correspondants; leur fond, mal lavé, est recouvert d'un enduit grisâtre ou verdâtre. On les rencontre aussi bien à la partie supérieure qu'à la partie inférieure du pharynx. A mesure que les ulcères gagnent en profondeur, ils constituent le 3ᵉ degré de l'affection.

Cette seconde période pourrait être confondue avec 1° le chancre à son début ; 2° avec l'angine par plaques muqueuses.

Etant donnée la prédilection de la strume pour la paroi postérieure du pharynx et la rareté du chancre pharyngien (pour ne pas dire l'absence de cette lésion dans cette région, ce que je démontrerai plus loin par une statistique) il paraîtrait superflu de s'occuper de l'accident primitif de la vérole localisée à cet organe. Cependant sa contexture anatomique n'excluant pas la possibilité du développement du chancre et cette absence ne trouvant son explication que dans la difficulté de la contagion et non dans une immunité absolue de cette muqueuse, je crois opportun d'esquisser à grands traits les signes auxquels il serait reconnu.

J'ai dit que l'accident primitif était inconnu dans cette région ; en effet, le chancre a été signalé sur toutes les parties de la gorge, à l'exception de cette paroi.

M. Ricord, dans sa Statistique de 1831 à 1837 des chancres ayant formé la pustule caractéristique, ne donne que trois chancres siégeant sur la gorge (sans autres indications) sur 788 cas.

M. Rollet, (dans son ouvrage *Des Recherches cliniques et expérimentales sur la syphilis*. 1861) ne cite que deux observations (obs. 29 et 30 page 286) de chancres sur l'amygdale droite.

Le même auteur, dans une statistique de chancres syphilitiques buccaux qu'il a puisés à différentes sources (art. Bouche du *Dictionnaire encycl. des sciences médicales.*— Dechambre) n'en indique que deux sur la luette.

Dans les *Annales de la société des sciences-médicales* de Lyon, M. Diday a consigné des observations de chancres de la gorge, greffés par l'usage de la canne dans le soufflage du verre, chez des ouvriers verriers, sur le voile du palais, l'isthme du gosier, la luette, et les piliers.

Le chancre infectant du pilier antérieur est encore signalé par le Dr Barthélemy dans les *Annales des maladies de l'oreille et du larynx* (janvier 1881).

Enfin, je ne cite que pour mémoire la transportation des chancres sur les trompes d'Eustache par un médecin auriste, peu soigneux de ses instruments. Malgré toutes mes recherches, je n'ai retrouvé, dans aucun auteur, cette localisation indiquée.

Le chancre à son début sur le pharynx pourrait se reconnaître aux caractères suivants : il apparaîtrait comme une érosion superficielle, carminée, saignante, bien localisée, de forme arrondie ou ovale ; les bords de cette érosion, qui se convertirait rapidement en ulcération, seraient taillés à pic et le fond, recouvert de produits pultacés. Elle serait très douloureuse dans les actes de la déglutition et entraînerait, comme toutes les maladies virulentes, l'engorgement ganglionnaire : ce que la strume ne produit jamais. Il y aurait donc, dans ce fait, le retentissement sur les ganglions, un élément précis de diagnostic.

Le siége de ces indurations ganglionnaires, que je n'ai point vu indiqué dans les auteurs, n'est pas indifférent à noter ; on devrait les rechercher derrière le sterno-cloïdo-mastoïdien ou sur son bord externe : l'anatomie de cette région nous apprenant que les lymphatiques pharyngiens viennent s'aboucher avec les ganglions qui accompagnent la jugulaire interne.

L'angine par plaques muqueuses se distinguera par une éruption de plaques à reflet blanc opaque, entourées d'une auréole d'un rouge vif carminé, irrégulièrement arrondies, faisant saillie au-dessus de la muqueuse, bombées à leur circonférence et légèrement déprimées au centre. Elisant de préférence domicile sur le voile du palais, les piliers, les amygdales, la luette, on les rencontre aussi sur la paroi pharyngienne. Elles déterminent le gonflement des glanglions de la région cervicale. Des plaques opalines des joues, des commissures labiales, des lèvres, coexistent ordinairement, de plus des syphilides papuleuses répandues sur le corps et l'altération de la voie (*raucedo syphilitica*) aideront à compléter le diagnostic.

La troisième période de l'angine scrofuleuse est ulcéreuse profonde. La paroi postérieure est sillonnée par des ulcérations irrégulières, allongées, à aspect lardacé, à bords décollés, de couleur vineuse, mesurant la hauteur de toute cette face, et dépassant même la partie visible du pharynx. Ces ulcères, tout à fait indolents, répandent souvent

une odeur fétide repoussante. Débutants par la région postérieure, ils envahissent peu à peu les piliers, le voile du palais
et gagnent en profondeur : devenus térébrants ou serpigineux
ils perforent ou détruisent les parties où ils siègent.

La perforation scrofuleuse se produit d'arrière en avant ;
l'examen rhinoscopique confirme cette observation, en mon-
trant l'ulcére plus large à la partie postérieure du voile du
palais qu'à sa partie antérieure ; le même fait s'observe en
sens inverse pour la perforation de nature syphilitique.

La perte de substance strumeuse n'a pas ses bords arrondis
aussi régulièrement que dans la syphilis ; elle est entourée
d'une auréole, de coloration vineuse sombre, fort différente
de l'auréole carminée circonscrivant celle-là ; enfin le fond de
l'ulcère perforant scrofuleux, qui est de couleur cendrée, ne
ressemble en rien à l'enduit pultacé, crémeux que présente
la fenêtre syphilitique.

Cette dernière période pourrait être prise pour l'angine
syphilitique tertiaire ulcéreuse, et pour l'angine syphilitique
tertiaire par tumeur gommeuse.

Un fait d'observation, sur lequel peut s'étayer le diagnostic
différentiel, est la destruction rapide des tissus atteints par la
vérole, symptôme plus lent à se produire dans la scrofule.

L'angine syphilitique ulcéreuse tertiaire est rare sur la
paroi postérieure pharyngienne ; elle fréquente le voile du
palais, les amygdales, d'où différence au point de vue du siége.
Elle coïncide avec des manifestations tardives de la peau
telles que le rupia, ce que l'on ne voit jamais dans l'angine
strumeuse.

L'ulcère syphilitique recouvert de produits pultacés, d'un
blanc crémeux, est entouré d'une zone inflammatoire indurée
qui contribue à rendre ses bords proéminents, il semble aussi,
à première vue, plus profond qu'il ne l'est réellement. Il n'en
est pas de même pour l'ulcération scrofuleuse, dont les
bords sont affaissés, violacés et flasques au toucher.

Si j'ai dit plus haut qu'il y avait possibilité de se mépren-
dre sur l'angine syphilitique par tumeur gommeuse et l'ulcère
perforant scrofuleux, j'ai voulu dire que la confusion pour-

rait exister s'il y avait perforation. Il n'est pas douteux que le diagnostic entre une gomme syphilitique débutante du pharynx ou du voile du palais, et une ulcération strumeuse serait déplacé ici : la différence entre les deux manifestations étant trop sensible à l'œil.

La comparaison entre les deux formes de perforation pourrait être plus sujette à erreur : J'ai décrit, dans un paragraphe précédent, les caractères propres à chacun de ces accidents.

Je ne saurais terminer cette étude, bien que cela soit en dehors de mon sujet, sans faire mention d'un mode de traitement que j'ai expérimenté le premier sur les ulcérations perforantes de l'angine scrofuleuse, et qui m'a donné des résultats assez brillants.

Après avoir usé, avec plus ou moins de succès, de tous les médicaments préconisés localement tels que la solution iodée, celle d'acide chromique, de perchlorure de fer, la créosote, et me rappelant les bons résultats qu'obtinrent MM. Serre, d'Alais, et Devergie à l'hôpital Saint-Louis, par l'emploi de l'huile de cade, dans les cas d'ophthalmie scrofuleuse, j'essayais cette médication et en fus satisfait : Voici comment je procède : J'applique l'huile de cade pure sur les ulcères scrofuleux à l'aide d'un pinceau, et je repète cette opération tous les deux jours.

Les résultats sérieux, que j'ai obtenus par cette méthode dans cinq cas bien confirmés d'angine scrofuleuse, m'engagent à attirer l'attention du monde médical sur ses heureux effets.

PREMIÈRE OBSERVATION : *Angine scrofuleuse* (3ᵉ période).
La nommée B. A., demeurant à Marseille, âgée de 10 ans, blonde enfant aux yeux bleus, à peau fraîche et rose, a joui jusqu'en 1881 d'une bonne santé ; sauf une éruption d'eczéma, qui s'est déclarée lors de la perforation des lobules des oreilles, aucune maladie à noter. L'enfant est sujette, en hiver, à des engelures aux mains et aux pieds, et sa lèvre supérieure se trouve légèrement épaissie. Issue d'une mère bien constituée, possédant tous les attributs d'une riche circulation, le sujet de notre observation a été engendrée par un père, vieux marin,

adonné aux boissons fortes, ayant essuyé dans sa jeunesse force coups de mer et coups de pied de Vénus.

En juin 1881, notre malade se plaignit de la région sous-maxillaire gauche, et une glande, grosse comme un petit pois au début (dit la mère), s'accrut lentement. Un mois après, elle s'abcéda, et la suppuration fut longue à se tarir. La place, occupée par le ganglion, resta couverte d'une cicatrice toujours apparente, brunâtre, gauffrée, adhérente, trace indélébile de la diathèse qui minait cette constitution.

Pendant le courant du mois d'octobre, la jeune B. se plaignit de la gorge et de vives souffrances qu'elle éprouvait pour déglutir. La mère, pensant avoir affaire à un simple mal, ne prêta tout d'abord qu'une médiocre attention au dire de l'enfant, et se contenta de l'emploi de quelques remèdes anodins. Mais le rejet par le nez de tous les liquides que l'enfant buvait, éveilla davantage la sollicitude maternelle et l'engagea à consulter un médecin.

Le 4 novembre 1881, la nommée B. fut présentée à ma clinique des maladies de la gorge du Bureau de Bienfaisance, et voici le résultat de mon examen :

Le fond de la gorge étant placé dans les rayons d'un fort appareil d'éclairage, je constate d'abord à gauche, sur le voile du palais, à un centimètre environ de son bord libre, et distant à peu près de deux centimètres de la luette, une ulcération de la largeur d'une pièce de vingt centimes, à fond cendré. Les bords en sont sinueux, entourés d'un liseré brunâtre. Elle est indolente ; ni les mouvements de déglutition, ni la pression directe n'y déterminent aucune douleur locale ; et si ce n'était le rejet des liquides par le nez, cette affection aurait pu passer inaperçue.

Cette sortie de liquides par les fosses nasales mérite quelque attention ; l'observation de ce symptôme, que je fais produire à volonté devant moi, me permet d'établir que l'enfant ne peut avaler aucun liquide, la tête étant placée dans la position ordinaire pour boire, c'est-à-dire légèrement renversée en arrière, sans qu'elle soit exposée à voir immédiatement une partie revenir par le nez; aussi s'est-elle habituée à boire la tête penchée en avant, comme on le voit chez les animaux.

En prolongeant mon examen, je trouve la paroi postérieure du pharynx, parcourue dans sa région moyenne et inférieure, par des ulcérations décrivant de capricieuses arabesques. La région supérieure est sèche, tapissée de croûtes grisâtres, très-adhérentes. Des saillies en relief, constituées par les glandes et les follicules pharyngiens hypertrophiées se remarquent sur la muqueuse du pharynx ; clair-semées, elles ont un aspect violacé : ce coloris contraste avec la nuance cendrée des sillons. Çà et là des mucosités desséchées.

L'image laryngoscopique ne révèle rien sur l'épiglotte ni sur les rubans vocaux, sauf un peu de rougeur dans le vestibule du larynx Le rhinoscope, très-difficile à placer sur un sujet aussi jeune, ne donne que des résultats négatifs.

Les symptômes fonctionnels accusés sont de la sécheresse de l'arrière-gorge, avec ardeur et désir de boire souvent. La déglutition, excepté pour les liquides, se fait normalement. La voix est altérée ; elle a pris un timbre légèrement nasonné. La sécrétion muqueuse n'est pas très-abondante, mais d'une odeur un peu fétide.

En présence des lésions et des symptômes décrits plus haut, je n'hésite pas à porter le diagnostic d'angine scrofuleuse ulcéreuse perforante et j'institue le traitement suivant :

Badigeonnage sur les surfaces ulcérées, tous les quatre jours, à l'aide d'un pinceau imbibé d'huile de cade pure. Gargarisme, trois fois par jour, avec décoction chargée de feuilles de noyer. Pulvérisations avec de l'eau phéniquée au 1/300e : deux par jour.

Deux cuillerées à bouche par jour d'huile de foie de morue iodoformée suivant la formule du professeur Fonssagrives.

Après soixante jours de persévérant traitement, la situation s'est améliorée : les crachats n'ont plus de fétidité ; l'ulcération perforante du voile du palais s'est comblée et remplacée par un tissu inodulaire étoilée. Les ulcérations pharyngiennes sont cicatrisées et il ne reste, de toutes les lésions, que l'hypertrophie des glandules du pharynx, que je combats par des attouchements successifs d'une solution iodo-iodurée.

Le 30 janvier 1882, état satisfaisant : les glandules hypertrophiés s'affaissent et je considère la guérison assurée sous quelques jours.

DEUXIÈME OBSERVATION : *Angine syphilitique tertiaire par tumeurs gommeuses.*

La nommée R., demeurant à Marseille, me fait mander le 14 avril 1877, pour un mal de gorge, dont elle me dit souffrir depuis quinze jours. Cette personne, à mœurs légères, a eu plusieurs atteintes du mal de Vénus, et sa dernière déception remonte à trois ans. Elle contracta alors un chancre situé sur la grande lèvre gauche, très-certainement infectant ; l'induration qui persiste en serait un commencement de preuve, si nous n'en trouvions pas d'autres ailleurs. Mais des chapelets ganglionnaires existent aux plis des aines ; on en constate sur la région postérieure cervicale ; enfin, des éruptions successives, accusées par la malade, attestent qu'elle est en possession d'une infection syphilitique.

Je procède immédiatement à l'inspection de la gorge et voici le résultat de mon examen : Je relève d'abord, comme confirmation de mon diagnostic, des plaques opalines aux commissures labiales, et sur les bords de la langue. Le voile du palais est perforé sur sa face antérieure latérale gauche, et tout près de son bord libre par une ulcération arrondie, de la grandeur d'un bouton de chemise, à bords taillés à pic. Celle-ci est entourée d'une auréole carminée ; son fond est pultacé ; très-douloureuse au contact des aliments dans l'acte de la déglutition, elle est peu sensible cependant au toucher digital. Sur la face antérieure latérale droite, se trouvent de petites fenêtres multiples, dont la plus grande mesure à peine le diamètre d'une lentille. Toutes ces pertes de substance offrent les mêmes caractères que l'ulcération dont nous avons parlé plus haut.

En parcourant avec la pulpe de l'indicateur la face antérieure du voile du palais, on s'aperçoit qu'elle est mamelonnée sur certains points, et qu'elle cache dans son épaisseur de petites tumeurs, qui ne peuvent être que des gommes en nappe du voile du palais.

L'examen laryncoscopique ne décèle rien sur les rubans vocaux ni à l'épiglotte, ni sur le vestibule du larynx. Il n'y a aucun trouble dans la déglutition et dans la phonation ; point de toux ni de dyspnée. Le diagnostic que je pose est : Angine syphilitique par tumeurs gommeuses.

Je soumets la malade au sirop de Gibert, aux bains sulfureux ; comme traitement local, je fais des attouchements sur les surfaces ulcérées avec du nitrate acide de mercure au 40°. Sous l'effet de cette médication, les plaies se détergent et un mieux sensible se manifeste. Obligée par ses affaires de s'absenter de Marseille, je perds la malade de vue, et ce n'est que quatre ans après qu'elle vient me consulter pour une autre affection.

Il m'est permis alors de pouvoir examiner de nouveau sa gorge et son voile du palais : tout est rentré dans l'état normal ; mais, à la place de l'ulcération principale, a succédé une cicatrice brunâtre, déprimée, rappelant assez, par sa forme, le fond d'un godet.